GESUND UND FIT DURCH

Positive Wörter

DIE GRÖßTE SAMMLUNG VON RATSCHLÄGEN FÜR ENDLOSE ENERGIE UND MOTIVIERENDE FITNESS

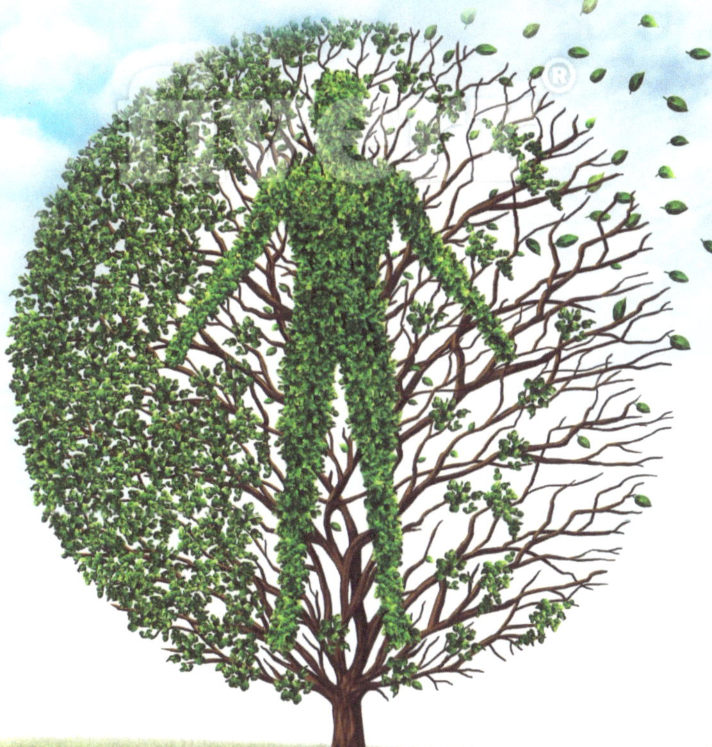

OGUZ TIRAS

Gesund und fit durch

Positive Wörter

In praktischen Ratgebern gibt es, wie in allen anderen Bereichen im Leben, keine garantierten Erträge. Die Leser werden darauf hingewiesen, auf ihre eigene Beurteilung über ihre individuellen Umstände zu reagieren.

Dieses Buch ist nicht als Quelle für rechtliche, geschäftliche, buchhalterische oder finanzielle Beratung gedacht. Allen Lesern wird empfohlen, kompetente Fachleute in den Bereichen Recht, Wirtschaft, Buchhaltung und Finanzen zu suchen.

Inhaltsverzeichnis

Kapitel 5:

Abschluss

Vorwort

Streben Sie optimale Gesundheit und Wohlbefinden an? Haben Sie ein Problem damit, über eine Krankheit hinwegzukommen oder mit Schmerzen, die einfach nicht verschwinden wollen?

Diese positiven Worte werden jedem, der an ihre Anziehungskraft glaubt, einen großen Schub Vitalität geben. Wenn Sie diese Prämissen mit sich selbst und mit ihrer Ernährung in Einklang bringen, werden Sie schon bald ein gutes Beispiel für ein gesundes Leben sein. Sie werden Ihnen helfen, tief verwurzelte, schädliche Überzeugungen und Denkmuster zu überwinden und Sie in jemanden zu verwandeln, der die positive, sichere und starke Geisteshaltung hat, die erforderlich ist, um ein hohes Maß an Wohlbefinden und Gesundheit zu erreichen.

Einst sagte man, dass Sie ohne Gesundheit nichts haben. Wir fordern, dass Sie alles in Ihrer Macht Stehende tun, um so fit wie möglich zu sein. Es gibt keinen besseren Weg damit anzufangen, als die Art und Weise ihrer Gedanken zu verändern.

Beginnen Sie jetzt mit diesen positiven Worten und machen Sie den ersten Schritt auf dem Weg zu einem großartigen, besseren Leben. Holen Sie sich in diesem Buch alle Informationen, die Sie benötigen.

Die größte Sammlung von Ratschlägen für endlose Energie und motivierende Fitness

Kapitel 1:

Über Gesundheit, Fitness und Begriffe

Zusammenfassung

Eine gute Ernährung ist die Grundlage für Ihr Wohlbefinden. In diesem Buch finden Sie die positiven Wörter und Begrifflichkeiten, die Ihnen helfen, Ihr Gehirn neu zu programmieren und tolle Essgewohnheiten zu entwickeln.

Positive Wörter sind am effektivsten, wenn Sie sie mindestens zweimal täglich benutzen. Die beste Zeit dafür ist direkt nach dem Aufstehen am Morgen. Kurz vor dem Schlafengehen bietet es sich nochmals an. Es wäre gut, wenn Sie sie zunächst zu diesen beiden Tageszeiten die Wörter benutzen können und dann, nach einige Zeit, auch im Laufe des Tages.

Sie können diese Wörter gebrauchen, um Ihre negativen Essgewohnheiten zu ändern und sie durch viel gesündere und effektivere zu ersetzen. Wenn Sie es ernst meinen und Sie diese Worte regelmäßig verwenden, werden Sie von selbst lieber Obst und Gemüse essen. Darüber hinaus werden Sie sich nicht bei jeder Mahlzeit vollstopfen. Zukünftig werden sich von zwanghaften Essgewohnheiten fernhalten und stattdessen regelmäßige Mahlzeiten präferieren.

Schauen Sie sich die später folgende Liste im Buch an. Sie finden da einige Sprüche und Wörter, mit denen Sie in Einklang gehen können. Nehmen Sie damit Kurs auf, um ein gesünderen Esser zu werden.

Die Basics

Sie brauchen für ein gesundes Körperbild auch die richtigen Wörter. Diese Worte werden dir helfen, das schädliche Selbstbild Ihres Körpers zu besiegen und den notwendigen Wandel herbeizuführen, damit Sie sich selbst so lieben und akzeptieren, wie Sie sind.

Wir werden niemals wirklich ein klares Bild von uns selbst und den schädlichen Gewohnheiten und Mustern bekommen, die sich in den Köpfen angesammelt und über die Jahre verfestigt haben.

Es ist wichtig, Selbstakzeptanz und ein gesundes positives Körperbild zu haben. Wir glauben, dass jeder es verdient, glücklich zu sein und sich selbst groß zu fühlen. Die Wörter in diesem Buch wurden dafür entworfen. Sie sollen Ihnen auf dem Weg zu einem gesunden Körperbild und einem glücklicheren Leben helfen! Sie werden Ihnen helfen, sich gegen chronische Negativität und Selbstkritik durchzusetzen, sie werden ihr Gehirn für Selbstakzeptanz und Zufriedenheit umprogrammieren. Ihren Körper sollen Sie wirklich schätzen und lieben, Sie sollen dankbar sein.

Wir glauben ernsthaft, dass Sie genauso großartig sind, wie Sie sind, und wir würden es wertschätzen, wenn Sie es auch so sehen - wählen Sie noch heute Ihre Worte aus und beginnen Sie die Reise zu einem neuen, großartigen Körperbild!

Sie brauchen diese positiven Worte auch, um auf natürliche Weise die eigene Motivation zu trainieren.

Einen Trainingsplan durchzuziehen muss nicht hart und anstrengend sein. Übungen und Aufgaben mühelos und natürlich zu vollbringen, darin können Sie sich üben indem Sie die Wörter verwenden, um den gewohnten Gedanken und Zweifel zu besiegen, sowie Muster, die Sie davon abhalten, jemand zu sein, der immer und überall motiviert ist.

Gehen Sie die Liste durch und wählen Sie anschließend einige Wörter aus, aber greifen Sie auch täglich auf sie zu. Legen Sie jeden Morgen nach dem Aufstehen ein wenig Zeit beiseite, um die Wörter zu lesen, die Sie ausgewählt haben. Dies wird das Gehirn in Schwung bringen und Ihre Gedankenmuster werden neu geschrieben. Tun Sie das gleiche in der Nacht, vor dem Schlafengehen. Gerade dann ist es besonders effektiv, da diese positiven Worte direkt an Ihr Unterbewusstsein gesendet werden.

Mit der einheitlichen Verwendung werden Sie die Art und Weise, wie Ihr Geist über Bewegung denkt, völlig verändern und zu jemandem werden, der auf natürliche Weise motiviert ist. Dadurch fällt es Ihnen leichter Sport zu treiben, sich fit zu halten und in Form zu bleiben und immer an Zeitplänen festzuhalten.

Starten Sie jetzt und erleben Sie selbst, wie effektiv positive Worte für Sie sein werden!

Das Streben nach „Wellness" hängt mit deinen Gedanken und / oder den Vibrationen von dir, deiner Umgebung und deiner Programmierung zusammen. Was genau ist damit gemeint?

Ihre Gedanken spiegeln Ihre tägliche Umgebung wider.

Die Personen, mit denen Sie in Kontakt kommen, die Bedingungen, in denen Sie sich befinden, der Fernseher, das Radio, die Zeitungen, die Bücher, die Sie lesen, Ihre Lieben, Bekannten und Kollegen.

All diese Dinge beeinflussen Ihre Denkweise und sie beeinflussen ebenfalls Ihre Emotionen.

Es wurde bereits gesagt, dass, wenn diese Emotionen zufällig negativ oder in Flaschen gefüllt sind, sie Energieblockaden in Ihrem Körper verursachen könnten, die sich möglicherweise zu körperlichen Beschwerden oder gar Krankheiten manifestieren könnten.

Einige Beispiele:

1) Angst kann Probleme in den Nieren verursachen.

2) Wut kann Probleme in Ihrer Leber verursachen.

3) Sorgen könnten Probleme in Ihrer Milz verursachen.

4) Trauer kann Probleme in Ihrer Lunge verursachen.

Nach Jahren der Relation von Beerdigung und Tod mit Geschichten von Angst, Tod, Krankheit oder Naturkatastrophen, wird Ihr Gehirn ganz von selbst mit einem bestimmten, schädlichen Gedankenmuster vorprogrammiert. Anspannung und Sorge werden so zu einem Teil Ihres Lebens.

Deshalb brauchen Sie eine positive, zumindest aber eine neutrale Reaktion auf die Spannung in Ihrem Körper und in Ihrem Leben. In einer nervenaufreibenden und besorgniserregenden Atmosphäre zu leben und die Geschichten über Mord, Hungersnot, Überschwemmungen oder Wirtschaftskrisen in den Nachrichten zu hören, wird Ihr Gehirn dahinbringen, dass Sie nur darüber nachdenken. Die permanente Spannung in Ihrem Körper und Ihrem Gehirn kann somit zu Krankheiten führen.

Das ist tödlich! Aber was können Sie dagegen tun? Nicht wenige nutzen die Gesetze der Anziehung, der Meditation, Gebete oder Sprichwörter und positive Worte, um die eigene Umgebung wieder stressfrei und beruhigend zu gestalten.

Ohne diesen Weg wird es immer Menschen geben, die sich medizinische Hilfe suchen müssen.

Beginnen Sie jetzt damit, alles zu geben, um die negativen Stressfaktoren, die Ihnen Probleme verursachen, zu eliminieren.

Dies kann zu Beginn Stress in Ihnen auslösen, ja. Nutzen Sie jedoch jetzt das Gesetz der Anziehung voll aus. Es kann Ihnen helfen, die Umgebung zu erzeugen, die Sie wollen und brauchen. Konzentrieren Sie sich darauf und setzen Sie es in die Tat um. Ergreifen Sie die Initiative!

Körperliches Wohlbefinden zu erzeugen, es regelrecht anzuziehen, können wir alle, da die Werkzeuge für uns verfügbar sind.

Es ist ein Teil des guten Lebens, sein Wohlbefinden steigern zu wollen. Was bringt es schließlich, sich zu verlieben, glücklich zu sein und Reichtum zu haben – wenn wir nicht leben, um es zu genießen.

Unsere äußere Realität ist durch unsere innere Erfahrung vorbestimmt. Es gibt keine "objektive" Welt da draußen, die uns dazu bringt, zu denken und uns in einer bestimmten Art und Weise zu fühlen

Was wirklich vor sich geht und real ist, ist, dass unser eigenes Denken, Fühlen und Verhalten unsere Erfahrung der objektiven Welt hervorbringt.

Unser Bewusstsein, welches Geist, Geist, Herz und Körper betrifft, äußert sich durch Ideen, Gefühle und Handlungen.

Die gemischten Energien unserer Gedanken, Gefühle und Verhaltensweisen senden eine Schwingung aus, die uns zu Individuen und Erfahrungen an- oder hinzieht. Dies ist die Grundidee des Anziehungsgesetzes.

Es ist vielleicht zunächst eine verrückte Idee, bis Sie sich wirklich damit auseinandersetzen. Wenn Sie Ihre Gedanken öffnen und die Welt um sich herum wirklich sehen, werden Sie reichlich Beweise dafür finden, dass dies wirklich ist.

Warum haben einige Personen ein erhöhtes Unfallrisiko, während andere selten Unfälle haben? Wie kommt es, dass ein paar Individuen ausgezeichnete Beziehungen eingehen, während andere kein Date bekommen? Warum kämpfen ein paar Individuen, um mit ihrem wenigen Geld auszukommen, während andere Individuen Millionen machen und dadurch sogar weitere Millionen erschaffen?

Wir alle brüten Gründe aus, um zu erklären, warum das passiert. Wir sagen uns sogar Dinge wie: "Sie sind einfach schlauer (oder kreativer, beeinflussender, gesegneter oder glücklicher) als ich", während wir jedes Mal das gleiche Muster von Unfällen, Versagen, finanziellen Enttäuschungen, Herzschmerz oder anderen schädlichen Dingen wiederholen Wir stecken fest und sagen: "Siehst du, das passiert mir ständig!"

Nun, das Gesetz der Ernte besagt, dass alle Gründe, die wir uns selbst vorstellen können, erklären wie etwas außerhalb von uns entsteht.

Unser Pech mit einem Mangel an Erfolg zu vergleichen ist falsch! Wir rufen sowohl unsere Erfolge, als auch unsere Misserfolge durch das, was in uns ist, hervor. Die meisten Menschen vermitteln diese Idee in etwa so: "Sie produzieren Ihre eigene Realität". Ich denke, es wäre besser zu sagen: "Sie produzieren Ihre eigenen Illusionen (oder von der anderen Seite betrachtet: Wahnvorstellungen)!"

Als ich anfing, dies zu verstehen, konnte ich mich mit der Idee nicht anfreunden.

Sie meinen, dass ich für all diesen Mist in meinem Leben verantwortlich bin? Wenn ich doch dafür verantwortlich sei, warum passiert das dann immer und immer wieder? Das bedeutet, ich kann mich nicht immer in Selbstmitleid verkriechen.

Das Opfer zu spielen ist eine großartige Rolle, da man sich damit selbst freispricht und die Verantwortung für Lebensgeschichte von sich weist. Jedoch ist es eher eine beschissene Rolle, da sie auch bedeutet, dass Sie nichts an Ihrer Lebensgeschichte ändern können. Sie sind quasi "gefangen" darin zu versuchen, alles und jeden glücklich zu stellen. Dabei könnten auch Sie "glücklich sein".

Bedauerlicherweise gab Ihnen die Schöpfung nur die Macht, die Lebensgeschichte einer Person zu verändern, und das ist deine eigene. Wann übernehmen Sie also die Verantwortung für Ihre Lebensgeschichte, Ihr Glück und Ihren Erfolg?

Wenn Sie das "Habe Mitleid mit mir" -Syndrom überwinden können, ist der große Teil des Gesetzes der Ernte schon erreicht.

Ihre Lebensgeschichte geht von innen nach außen. Sie werden nicht mehr aufhören können, ein Magnet für andere Individuen und bessere Lebensbedingungen zu sein.

Mit dem Gesetz der Schwerkraft können wir die Polarität dessen, was ist, verschieben, und uns mehr positive denn negative und schädliche Erfahrungen zu erkämpfen.

Sobald Sie die Prinzipien des Gesetzes der Anziehung verstehen und wie dieses unser Bewusstsein und unsere Realität verändern, werden Sie auch beginnen zu verstehen, warum Menschen krank sind.

Zunächst, worauf konzentrieren sich die meisten Menschen?

Auf Krankheiten natürlich. Sie denken über ihre Krankheiten nach, sie sorgen sich um ihre Krankheiten und sie verbringen Zeit damit, ihre Krankheiten zu bekämpfen.

In einem wunderbaren Vortrag darüber habe ich gelernt, wie man den Körper fit bekommt und es auf angemessene Art und Weise schafft, die Gedanken und Konzentration nicht mehr daran zu verschenken.

Es wird immer Personen geben, die sich verzweifelt nach „Heilung" etc. sehnen. Die Idee, Krankheiten zu behandeln, ist so sicher in ihren Gehirnen verankert, dass sie nicht wirklich verstehen konnten, worum es eigentlich ging.

Kapitel 2:

Zitate über Gesundheit und Fitness

Zusammenfassung

Diese Zitate können Sie inspirieren. Lesen Sie sich doch ein paar von ihnen durch.

Zitate

- "Ohne die Tatsache, dass der Fernseher und der Kühlschrank so weit voneinander entfernt sind, würden einige von uns überhaupt keine Bewegung bekommen."
~ Joey Adams

- "Wenn du nicht tust, was für deinen Körper das Beste ist, bist du derjenige, der kam Ende zu kurz kommt. "
  ~ Julius Erving

- "Gesundheit ist der größte aller Besitztümer; ein bleicher Schuster ist besser als ein kranker König. "
  ~ Isaac Bickerstaff

- "Den Körper in guter Gesundheit zu halten, ist unsere Pflicht ... sonst werden wir nicht in der Lage sein, unseren Geist stark und klar zu halten."
  ~ Buddha

- "In der Gesundheit gibt es Freiheit. Gesundheit ist die erste aller Freiheiten."
  ~ Henri-Frederic Amiel

- "Ein Mann, der zu beschäftigt ist, um auf seine Gesundheit aufzupassen, ist wie ein Mechaniker, der zu beschäftigt ist, um sich um seine Werkzeuge zu kümmern."
  ~ Oguz Tiras

- "Gesundheit ist das, was einem das Gefühl gibt, dass jetzt die beste Zeit des Jahres ist."
  ~ Franklin P. Adams

- "Eine Stunde Basketball fühlt sich an wie 15 Minuten. Eine Stunde auf einem Laufband fühlt sich an wie ein Wochenende in der Verkehrsschule. "
  ~ David Walters

- "Schau auf deine Gesundheit; und wenn Sie es haben, loben Sie Gott und schätzen Sie es neben dem Gewissen; Denn Gesundheit ist der zweite Segen, zu dem wir Sterblichen fähig sind, ein Segen, den man nicht kaufen kann. "
  ~ Izaak Walton

- "Der Unterschied zwischen jemandem, der in Form ist, und jemandem, der nicht in Form ist, ist das Individuum, das in Form ist, wenn es nicht will."
  ~ Oguz Tiras

- "Willst du lernen, viel zu essen? Hier ist es: Iss ein wenig. Auf diese Weise wirst du lange genug dabei sein
  können, um viel zu essen. "
  ~ Anthony Robbins

- "Wenn Gesundheit fehlt, kann sich Weisheit nicht offenbaren, Kunst kann sich nicht manifestieren, Kraft kann nicht ausgeübt werden, Reichtum ist nutzlos und Vernunft machtlos."
  ~ Herophile

- "Je höher dein Energieniveau ist, desto effizienter ist dein Körper. Je effizienter dein Körper ist, desto besser fühlst Du Dich und desto mehr wirst Du dein Talent nutzen, um herausragende Ergebnisse zu erzielen. "
  ~ Anthony Robbins

- "Wenn dein Hund fett ist, bekommst du nicht genug Bewegung."
  ~ Oguz Tiras

- "Die Gesundheit eines Mannes kann beurteilt werden, indem er zwei auf einmal nimmt - Pillen oder Treppen."
  ~ Joan Walisisch

- "Ein ungesunder Lebensstil führt nur zu schlechter Gesundheit, Lethargie und Fett."
  ~ Jill Johnson

- "Die meisten von uns denken, wir haben nicht genug Zeit, um Sport zu treiben. Was für ein verzerrtes Paradigma! Wir haben keine Zeit. Wir sprechen von drei bis sechs Stunden pro Woche - oder mindestens dreißig Minuten jeden zweiten Tag. Das scheint kaum eine übermäßige Menge an Zeit angesichts der enormen Vorteile in Bezug auf die Auswirkungen auf die anderen 162 bis 165 Stunden in der Woche. "
  ~ Stephen Covey

- "Diejenigen, die denken, dass sie keine Zeit für körperliche Betätigung haben, müssen früher oder später Zeit für eine Krankheit finden."
  ~ Edward Stanley

- "Wenn es darum geht, richtig zu essen und Sport zu treiben, gibt es kein "Ich werde morgen anfangen." Morgen ist Krankheit."
  ~ V.L. Alleinear

- "Kümmere dich um deinen Körper. Es ist der einzige Ort, an dem du leben musst. "
  ~ Jim Rohn

- "Körperliche Fitness kann weder durch Wunschdenken noch durch reinen Kauf erreicht werden."
  ~ Joseph Pilates

Kapitel 3:

Fitness-Mantras

Zusammenfassung

Sie sind in der Lage diese Mantras für sich selbst zu nutzen, um eine starke Fitness und Gesundheit zu erreichen. Schauen wir uns diese Mantras an.

Mantras

- Ich bin natürlich gesund

- Ich ziehe Gesundheit in meinem Leben an

- Ich habe einen starken Körper

- Mein Verstand ist gesund

- Ich werde gesund in Körper und Geist

- Ich werde meine Gesundheit immer ernst nehmen

- Ich finde neue Wege, um auf mich selbst aufzupassen und ein ausgeglichenes Leben zu führen

- Jeden Tag ist es einfacher zu tun, was ich für meinen Körper am besten kann

- Mein Geist ist vollständig darauf ausgerichtet, optimale Gesundheit zu erreichen

- Ich erreiche ein hohes Maß an Wohlbefinden mit der Kraft des positiven Denkens über meine Gesundheit

- Ich fange an, mich gesünder zu ernähren

- Gesundheit, Vitalität und Glück nehmen mit jedem Tag zu

- Ich werde immer daran denken, dass positives Denken die Grundlage für ein gesundes Leben ist

- Ich fange an, auf meinen Körper zu hören und die notwendigen Maßnahmen zu ergreifen, um ihn zu heilen

- Ich wähle leichte, gesunde Snacks und verzichte auf Müll

- Ich esse viel Obst und Gemüse

- Ich esse immer eine ausgewogene Mahlzeit

- Ich bin natürlich gesund und stark

- Andere sehen mich als jemanden, der einfach immer glücklich, gesund und lebendig ist

- Ich finde es einfach, richtig zu essen und auf mich selbst aufzupassen

- Andere bemerken, dass ich mich immer gesund ernähre

- Ich werde gesünder dank meiner gesunden Essgewohnheiten

- Ich werde weiterhin die Qualität meiner Ernährung verbessern

- Ich esse nur gesundes Lebensmittel

- Ich esse den ganzen Tag in regelmäßigen Abständen

- Ich bin ein disziplinierter Esser

- Ich achte immer darauf, zu frühstücken

- Ich esse gesund, um meinen Geist und meinen Körper zu energetisieren

- Ich widme mich jeden Tag dem gesunden Essen

- Ich konzentriere mich darauf, meinem Körper die richtige Ernährung zu geben

- Ich werde nur gesundes Essen konsumieren

- Ich werde ein gesunder Esser

- Ich werde zu jeder Mahlzeit immer Gemüse essen

- Gesundes Essen wird einfacher

- Ich fange an, mehr mittelgroße Mahlzeiten zu essen

- Ich mag Obst und Gemüse

- Ich tanke meinen Körper nur mit den besten Lebensmitteln

- Andere sehen mich als jemanden, der gesundheitsbewusst ist und die Kontrolle über seine Ernährung hat

- Ich sorge dafür, dass ich jeden Tag zur gleichen Zeit Mahlzeiten esse

- Ich esse gerne gesundes Essen

- Ich beginne meinen Tag immer damit, etwas Gesundes zu essen

- Ernährung ist sehr wichtig für meine Lebensqualität

- Ich finde es einfach, eine gesunde Diät zu essen

- Ich bin ein natürlicher, gesunder Esser

- Ich liebe Gemüse

- ich bin schön

- ich liebe meinen Körper

- Ich fange an, den Geschmack von Obst und Gemüse zu genießen

- Ich werde immer nahrhaftes Essen über Müll wählen

- Ich habe ein gesundes Körperbild

- Ich akzeptiere mich vollständig

- Ich bin dankbar für meinen Körper

- Ich baue ein positives Körperbild auf

- Mein Körper ist perfekt, so wie er ist

- Ich werde ein gesundes Körperbild haben

- Ich werde meinen Körper immer lieben, egal was

- Ich fange an, mich immer mehr zu akzeptieren

- Ich bin zuversichtlich, wie ich aussehe

- Ich fühle mich immer in meiner Haut wohl

- Ich schätze meinen Körper

- Ich fange an, zufrieden mit meiner Art und mit meinem Aussehen zu sein

- Ich werde glücklicher mit meinem Körper

- Ich sehe und fühle mich jeden Tag besser

- Ich finde es einfach, positiv über meinen Körper nachzudenken

- Die Menschen fühlen sich zu mir hingezogen, weil ich überzeugt bin, wie ich aussehe

- Mein Körper ist schön und ich respektiere ihn sehr

- Ein gesundes Körperbild ist für mich selbstverständlich

- Sich positiv über meinen Körper zu fühlen, ist normal für mich

- Ich liebe und akzeptiere natürlich meinen Körper

- Wenn ich in den Spiegel schaue, sehe ich immer etwas Positives

- Ich werde immer Dank für meinen Körper haben

- Meine Selbstannahme verändert allmählich die Art, wie andere Menschen mich sehen

- Ich überwinde Negativität und baue eine positive Einstellung mir gegenüber

- Ich finde es leichter zuversichtlich zu sein

- Ein gesundes Körperbild verbessert die Lebensqualität meines Lebens

- Ich verdiene es, selbstbewusst und glücklich zu sein

- Selbstakzeptanz kommt natürlich zu mir

- Ich werde mehr und mehr motiviert sein und Sport treiben

- Ich verwandle mich in jemanden, der immer motiviert ist, Sport zu treiben

- Ich werde trainieren, auch wenn ich mich nicht danach fühle

- Ich werde jeden Tag trainieren und den Körper meiner Träume erreichen

- Ich bin natürlich motiviert, in Form zu kommen und so gesund wie möglich zu sein

- Ich trainiere jeden Tag und ich liebe es

- Ich bin immer motiviert zu trainieren

- Ich bleibe während meiner gesamten Trainingsroutine motiviert

- Ich bin gut in Form, weil ich nie ein Training verpasse

- Ich freue mich immer auf Sport

- Ich bin darauf fokussiert mich in Form zu bringen

- Ich bin natürlich motiviert, in Form zu kommen

- Ich bin die Art von Person, die es liebt sich selbst während meines Trainings zu pushen

- Es fühlt sich gut an, wenn ich regelmäßig Sport treibe und auf mich selbst aufpasse

- Ich bin motiviert zu trainieren

- Ich bleibe immer bei meinem Übungsplan

- Ich beende immer alle meine Übungen

- Ich werde mich motivieren Sport zu treiben

- Ich liebe es zu trainieren

- Ich bin darauf konzentriert, bei meiner Workout-Routine zu bleiben und in Form zu kommen

Kapitel 4:

Zusammenfassung

Für echte Gesundheit und Fitness in Ihrem Leben müssen Sie die richtige Motivation für bestimmte Bereiche erlangen. Schauen wir uns Zitate für einige dieser Bereiche an.

Was sagen Sie?

- Es ist nicht, wer du bist, der dich zurückhält, es ist wer du bist denke du bist nicht. - Anonym

- Glück ist eine Frage der Vorbereitung, die Gelegenheit zu treffen. - Oprah Winfrey

- Es ist nie zu spät, um das zu werden, was du sein könntest. -George Eliot

- Befreie deinen Geist nicht. - Samuel Johnson

- Sie verpassen 100% der Aufnahmen, die Sie nicht machen. -Wayne Gretzky

- Wenn Sie keine Fehler machen, versuchen Sie es nicht wirklich. - Unbekannt

- Motivation ist, was dich antreibt. Gewohnheit ist was hält du gehst. - Jim Ryan

- Ich habe in meiner Karriere mehr als 9.000 Schüsse verpasst. ich habe verloren fast 300 Spiele. 26 Mal wurde mir vertraut, das zu nehmen Spiel gewinnt Schuss und verpasst. Ich habe immer wieder versagt Du lebst länger, wenn du merkst, dass es Zeit ist, zu sein unglücklich ist verschwendet. -Ruth E. Renkl

- Stärke kommt nicht von der physischen Kapazität. Es kommt von einem unbezähmbaren Willen. -Mahatma Gandhi

- Motivation wird fast immer Talent schlagen. -Normannisch R. Augustinus

- Der Unterschied zwischen einem Ziel und einem Traum ist eine Frist. -Steve Smith

- Just do it. ™ -Nike

- Wenn du Glück für andere suchst, findest du es für dich selbst. - Anonym

- Das Geheimnis des Vorankommens beginnt. -Mark Twain

- Ich wäre eher ein Versager bei etwas, das ich genieße, als ein Erfolg an etwas, das ich hasse. George Verbrennungen

- Energie und Ausdauer erobern alle Dinge. -Benjamin Franklin

- Nichts Großes wurde jemals ohne Begeisterung erreicht. - Ralph Waldo Emerson

- Kein Akt der Freundlichkeit, wie klein auch immer, wird jemals verschwendet. -Äsop

- Wahnsinn: dasselbe immer und immer wieder tun und unterschiedliche Ergebnisse erwarten. -Albert Einstein

- Fähigkeit ist, was Sie tun können. Motivation bestimmt, was Sie tun. Haltung bestimmt, wie gut mach du es. -Lou Holtz

- Angst ist es, was dich stoppt ... Mut ist es, was dich am Laufen hält. -Unbekannt

- Die Ziellinie ist nur der Anfang eines ganz neuen Rennens. - Unbekannt

- Gehen ist die bestmögliche Übung. Und du kannst selbst sehr weit laufen. -Thomas Jefferson

- Die fünf S des Sporttrainings sind: Ausdauer, Geschwindigkeit, Stärke, Fähigkeit und Geist; aber der größte von diesen ist Geist. -Ken Doherty

- Den Körper bei guter Gesundheit zu halten, ist Pflicht, sonst wir wird nicht in der Lage sein, unseren Geist stark und klar zu halten. - Buddha

- Ohne Gesundheit ist das Leben kein Leben; es ist nur ein Zustand der Mattigkeit und leiden. -Francois Rabelais

- Gesundheit und Intellekt sind die zwei Segnungen des Lebens. - Menander

- Der größte Reichtum ist Gesundheit. - Virgil

- Die Gesundheit eines Mannes kann beurteilt werden, indem er zwei davon nimmt - Pillen oder Treppen. -Joan Welsh

- Wer Medizin einnimmt und Diät vernachlässigt, verschwendet das Geschick seiner Ärzte. -Chinesisches Sprichwort

- Körperliche Fitness ist nicht nur einer der wichtigsten Schlüssel für einen gesunden Körper. Es die Basis von Dynamik und Kreativität intellektuelle Aktivität. -John F. Kennedy

- Ein kräftiger Fünf-Meilen-Spaziergang wird mehr Gutes für einen tun als alle Medizin und Psychologie dieser Welt. - Paul Dudley Weiß

- Wir trinken gegenseitig zur Gesundheit und verderben unsere eigenen. - Jerome K. Jerome

- Von der Bitterkeit der Krankheit lernt der Mensch die Süße der Gesundheit. - Katalonisches Sprichwort

- Der Unterschied zwischen dem Unmöglichen und dem Möglichen liegt in der Entschlossenheit einer Person. -Tommy Lasorda

- Gesundheit ist ein Zustand vollständiger körperlicher, geistiger und sozialer Wohlbefinden, und nicht nur das Fehlen von Krankheit oder Gebrechen. - Weltgesundheitsorganisation

- Lebe in Räumen voller Licht. Vermeiden Sie schweres Essen. Halten Sie Maß beim Alkohol. Nehmen Sie Massagen, Bäder, Sport und Gymnastik. Kampf gegen Schlaflosigkeit mit sanftem Schaukeln oder Geräusch von fließendem Wasser. Ändern Sie die Umgebung und unternehmen Sie lange Reisen. Vermeiden Sie streng beängstigende Ideen. Gönnen Sie sich fröhliche Unterhaltungen und Vergnügungen. - A. Cornelius Celsus

- Die Hälfte der modernen Drogen könnte gut aus der Welt geworfen werden Fenster, außer dass die Vögel sie essen könnten. -Martin H. Fischer

- So viele Menschen verbringen ihre Gesundheit damit, Wohlstand zu erlangen, und dann müssen sie ihren Reichtum ausgeben, um ihre Gesundheit wiederzuerlangen. - A.J. Reb Materi

- Gesundheit ist für mich mehr als nur Bewegung und Diät. Es ist wirklich eine Sichtweise und eine geistige Haltung, die Sie haben über dich. -Albert Schweitzer

- Schau auf deine Gesundheit; und wenn du es hast, preise Gott, und schätze es neben einem guten Gewissen; für die Gesundheit ist die zweite Segen, zu dem wir Sterblichen fähig sind; ein Segen, dass Geld kann nicht kaufen. -Izaak Walton

- Nutzen Sie Ihre Gesundheit, bis hin zum Verschleiß. Das ist was es ist. Gib alles aus, was du hast, bevor du stirbst; unterlassen Sie überlebe dich selbst. -Bernard Shaw

- Frische Luft verarmt den Arzt. - Dänisches Sprichwort

- Mein eigenes Rezept für die Gesundheit ist weniger Papierkram und mehr läuft barfuß durch das Gras. -Terri Guillemets

- Der Teil kann nie gut sein, wenn das Ganze nicht gut ist. -Plato

- Die wissenschaftliche Wahrheit kann ganz kurz gesagt werden; Essen mäßig, mit einer gewöhnlichen gemischten Diät, und nicht Sorge. -Robert Hutchison

Kapitel 5:

Abschluss

Die Angst, die die meisten Menschen über Krankheiten haben (und über das Sterben), treibt sie dazu, auf der Grundlage dieser Furcht Entscheidungen zu treffen. Zu den Prinzipien des Anziehungsgesetzes gehört, dass wenn wir aus Furcht handeln, wir mehr von dem einbeziehen, was wir fürchten. In den Traditionen der amerikanischen Ureinwohner soll der Medizinmann oder Schamane seine Angst vor Krankheit und Tod besiegen. Nur dann darf er sich furchtlos den Kranken und Sterbenden nähern und ihnen helfen.

Wenn das Gesetz der Anziehung wahr ist und wir mehr von dem beziehen, was wir fürchten, widerstehen wir Krankheiten. Es ist kein Wunder, dass die moderne Medizin so voller Nebenwirkungen ist! Das Gesamtsystem ist in der Angst verwurzelt und basiert auf einem "Kriegs"-Modell zur Bekämpfung von Krankheiten und Infektionen, der Auslöschung von Krebs usw.

Bedauerlicherweise bringen die meisten Menschen, wenn sie sich zum ersten Mal mit der natürlichen Heilung beschäftigen, diese Mentalität mit. Es ist faszinierend zu sehen, wie viel von dem, was Menschen tun auch in der natürlichen Wellness-Behandlung von Angst motiviert ist. Zum Beispiel gibt es da Menschen, die Angst vor Umweltgiften haben und immer besorgt sind, dass sie ihnen ausgesetzt sind. Ich sehe auch Menschen, die Angst vor verschiedenen Lebensmitteln haben, sie sagen Dinge wie "Fleisch ist schlecht" und "Milch ist schlecht".

Dies führt dazu, dass sie in die gleiche Anziehungsform geraten, die ihre "Feinde" haben und es entsteht mehr Konflikt, Disharmonie und schließlich eine schlechte Gesundheit für das Individuum. Der Kampf gegen Krankheiten wird niemals Wohlbefinden in Ihnen erzeugen. Die behandelnden Ärzte werden das Wohlbefinden der Welt nicht verbessern.

Wenn Sie das Geheimnis sehen, werden Sie feststellen, dass die Erklärung von Krieg mehr als nur Heilung provoziert. Wenn Sie etwas Positives produzieren wollen, müssen Sie Ihre Energie auf das konzentrieren, was Sie wünschen, nicht auf das, was Sie nicht wünschen. Der einzige Unterschied zwischen positivem und schädlichem Denken besteht darin, dass dieses Ihre Aufmerksamkeit auf das konzentriert, was Sie nicht wollen, und positives Denken Ihre Aufmerksamkeit auf das konzentriert, was Sie sich wünschen. Wie auch immer, das Gesetz der Anziehung besagt, dass Sie mehr von dem bekommen, was Sie haben.

Konzentrieren Sie sich auf Ihr Leben!

Also, wie verschieben wir dieses Muster? Wir haben eine Reset-Taste. Der Reset-Knopf ist eine Frage, die wir uns stellen, wenn wir uns auf das konzentrieren, was wir nicht wollen. Die Frage ist: "Was wünsche ich mir?" Das bedeutet, dass wir aufhören dürfen, Fragen zu stellen wie:

Wie heile ich meine Krankheit?

Wie reduziere ich meine Spannung?

Wie lindere ich meinen Schmerz?

Wie beseitige ich meinen Krebs?

Wir sollten vielmehr Fragen stellen wie:

Wie helfe ich meinem Körper zu heilen?

Wie kann ich mich wohler fühlen? Wie kann ich mich großartig fühlen?

Wie kann ich mein Immunsystem unterstützen?

Wie kann ich fitter werden?

Indem wir den Fokus von dem, was wir nicht wünschen, zu dem verschieben, was wir uns wünschen, wechseln wir von einer Krankheitspflege-Mentalität zu einer Wellness-Pflege-Mentalität, und das ist es, was wir wirklich brauchen.

Das Erstaunliche ist, dass man sich auf die Wellness-Behandlung konzentriert anstatt auf Krankheitspflege. Denn wir können Menschen mit einfachen Dingen helfen.

Es wird die Aufgabe sein, den Menschen zu helfen, sich zu bewegen. Dies wird möglich, da es bestimmte Basics gibt, die dem Körper helfen können, viele chronische Gesundheitsprobleme zu überwinden, die in unserer Gesellschaft vorherrschen.